Monsieur et Madame Frontal,

OU

CRANOMANIE ET ROMANTISME,

COMÉDIE-CRITIQUE EN UN ACTE, MÊLÉE DE VERS.

Par M. C*** de l'Isère,

MEMBRE DE PLUSIEURS SOCIÉTÉS SAVANTES, PHILANTHROPIQUES
ET LITTÉRAIRES.

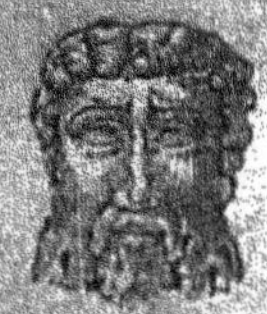

Se vend au profit de la maison de refuge pour
l'extinction de la mendicité.

Paris,

MANSUT FILS,
RUE DE L'ÉCOLE-DE-MÉDECINE, N° 4;

LEROSEY, PALAIS-ROYAL, PÉRISTYLE MONTPENSIER;

ET TOUS LES MARCHANDS DE NOUVEAUTÉS.

1830.

M. ET MADAME FRONTAL,

ou

CRANOMANIE ET ROMANTISME,

Comédie critique en un acte, mêlée de vers.

PERSONNAGES.

M. FRONTAL, rentier parisien, crânomane passionné.
Mad. FRONTAL, vieille ridicule de 1780.
AMÉLIE, leur fille.
GUSTAVE FLORIMONT, jeune médecin, amant d'Amélie.
BOSSENVILLE, prétendant d'Amélie, bossu et jeune cari-
cature. (Il doit avoir une longue barbe et
des moustaches, comme nos fashionables
romantiques.)
M. BEAUMONT, oncle d'Amélie, vieux médecin.

URBAIN,
LISETTE, } domestiques de M. Frontal.

GRIPPARD, valet fripon.
POUSSEMAN, huissier.
MINUTE, notaire, personnage muet.

Monsieur et Madame Frontal,

OU

CRANOMANIE ET ROMANTISME,

COMÉDIE-CRITIQUE EN UN ACTE, MÊLÉE DE VERS.

Par M. C*** de l'Isère,

MEMBRE DE PLUSIEURS SOCIÉTÉS SAVANTES, PHILANTHROPIQUES
ET LITTÉRAIRES.

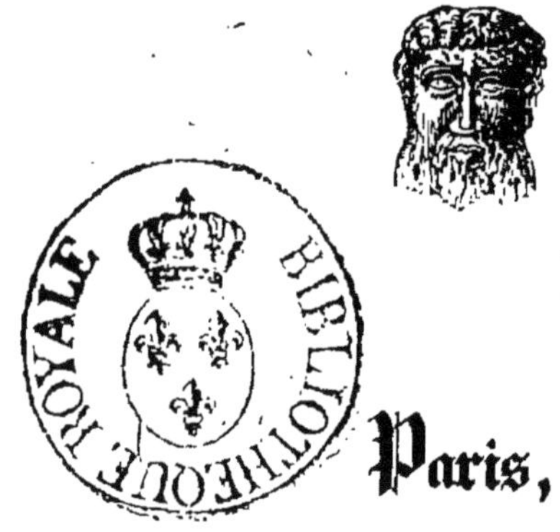

Paris,

MANSUT FILS,
RUE DE L'ÉCOLE-DE-MÉDECINE, Nº 4;
LEROSEY, PALAIS-ROYAL, PÉRISTYLE MONTPENSIER;
ET TOUS LES MARCHANDS DE NOUVEAUTÉS.

———

1830.

M. ET MME FRONTAL,

OU

CRANOMANIE ET ROMANTISME.

COMÉDIE-CRITIQUE EN UN ACTE, MÊLÉE DE VERS.

(Le théâtre représente le salon de M. Frontal. Il doit y avoir une
grande porte en face des spectateurs et une autre porte à droite
de la scène. Un secrétaire ouvert doit se trouver sur la gauche,
et une table ronde chargée de porcelaine et d'argenterie sera au
milieu de l'appartement, où l'on remarquera plusieurs bustes
de plâtre sur lesquels le système du docteur Gall sera dessiné.

SCÈNE PREMIÈRE.

FRONTAL seul.

Patience.... patience....encore quelque temps et la belle
science de la crânomancie sera connue de tout le monde....
Alors il n'y aura plus de dupes ; plus de trompeurs ; on dé-
couvrira les vices et les vertus par les bosses du crâne....
Si j'avais acheté plus tôt l'ouvrage du docteur Gall avec sa
belle tête de plâtre divisée par bosses numérotées, que de
pertes j'eusse évitées dans le commerce en apprenant plus
tôt à connaître les hommes.... Quoique je sois rentier aujour-
d'hui, son système me servira souvent.... ne fût-ce que
pour choisir mon gendre. Que ceux qui n'ont pas un crâne
heureux ne se présentent pas, ils seraient mal reçus... Mais
on frappe.... Entrez.

d'une manière étonnante... Sans doute que vous aimez la musique?

GRIPPARD, *riant.*

Oui, monsieur; je l'aime beaucoup. Je jouais de l'orgue de Barbarie dans mon jeune âge... Je chantais au coin des rues.

FRONTAL, *étonné.*

Le courage... le bel-esprit... Quel joli crâne !... Permettez encore... (*Il le tâte sur les tempes. Grippard lui prend sa montre pendant qu'il lui trouve la bosse de la probité.*) La probité grosse comme un œuf de pigeon !.. (*Lui serrant la main.*) Mon ami, je vous prends à mon service... une pareille tête vaut mieux que tous les certificats. (*S'adressant à Urbain.*) À votre tour.

URBAIN.

Mais, monsieur, j'ai de bons certificats... Je suis le cousin de Lisette...

FRONTAL.

Je ne puis m'y fier; ils peuvent être faux... On les donne souvent par complaisance..... Approchez, vous dis-je. (*Urbain s'approche; Frontal le tâte.*) Quelle audace !.. se présenter chez moi avec un tel crâne !.. La fourberie,.. le meurtre, tout s'y trouve. Rusé coquin ! pars au plus vite.

URBAIN.

Je suis honnête homme... Lisez mes certificats. Voyez de nouveau ma tête,.. vous vous trompez.

FRONTAL, *le touchant de nouveau.*

Comment, maraud ! vouloir encore m'en imposer ! Tu as les bosses 15 et 16, ruse et vol; le vol est gros comme le poing... Sors d'ici. (*Il le pousse. S'adressant à Grippard.*) Mon brave, accompagne-le jusqu'à la rue; surveille-le bien; fais attention qu'il ne vole rien en descendant. Est-il possible d'avoir plus d'audace ! Sans ses bosses, j'étais trompé. (*Ils sortent. Pendant que Frontal a tâté la tête d'Urbain, Grippard a volé deux cuillers d'argent qui étaient sur une table dans des tasses qui ont servi au déjeuner, et des rouleaux d'or qui étaient dans le tiroir d'un secrétaire qui se trouve ouvert.)*

SCÈNE III.

FRONTAL, MADAME FRONTAL, AMÉLIE.

MAD. FRONTAL.

Vous êtes seul... contre qui vous fâchiez-vous?

FRONTAL.

C'est contre un effronté valet qui est venu se présenter pour entrer à mon service. Il avait le crâne le plus ignoble que j'aie jamais vu de ma vie. Moquez-vous encore de la crânomancie; sans elle je prenais un fripon à mon service et je renvoyais un honnête homme... J'ai trouvé le domestique qu'il nous faut... C'est la probité même... Vous pourrez compter sur lui... Il va monter bientôt. A propos, Amélie, j'ai quelque chose à te dire.

AMÉLIE.

C'est peut-être une nouvelle demande en mariage.

MAD. FRONTAL.

Je lui ai déjà dit quelque chose à ce sujet, sans nommer personne.

FRONTAL.

Je m'en suis douté... Tu sais, M. Gustave Florimont t'a demandée en mariage; mais tu ignores encore que M. Bossenville vient d'en faire autant.

AMÉLIE, *vivement.*

M. Bossenville!

MAD. FRONTAL.

Oui, M. Bossenville. C'est l'homme le plus aimable que je connaisse, c'est un phénix de galanterie...

FRONTAL.

C'est un de mes bons amis, qui a une précieuse collection de crânes... Aurais-tu de l'aversion pour lui?

AMÉLIE, *troublée.*

Je n'ai... je suis... ..

PRONTAL.

Parle,.. parle, mon enfant... ouvre-nous ton cœur.

AMÉLIE.

Je vais vous répéter, mon père,
Ce que je vous dis l'autre jour :
Florimont seul a su me plaire,
Florimont seul a mon amour.

MAD. FRONTAL.

Bossenville est bien préférable
A ce provincial.... Réfléchis.

AMÉLIE.

Mieux vaut un provincial aimable
Qu'un fat ou qu'un sot de Paris.

FRONTAL, *à part.*

J'en étais sûr ; elle a la bosse de la constance. C'est bien
malheureux pour Bossenville. (*Haut.*) Ma fille, c'est le
parti qui te convient... Il a les plus belles protubérances
qu'il soit possible de voir... C'est une vraie tête de Socrate.
Bonhomie... candeur... musique.. amour conjugal.. tout
s'y trouve. En voilà bien assez pour te rendre heureuse. Il
est vrai qu'il n'est pas fort bel homme... il est un peu
bossu... mais qu'est-ce que cela fait... il n'en a que plus
d'esprit... D'ailleurs, il a, malgré cela, des sentimens. On
peut être honnête homme et bon mari, quoique bossu.

AIR *du Vaudeville de l'Étude.*

Ça ne fait rien au caractère ;
Ce n'est donc qu'un défaut local.
Comme il n'est bossu que derrière,
Vu par devant il n'est pas mal :
Son esprit, sa verve féconde,
Sa gentillesse et ses bons mots
Font oublier à tout le monde
Sa laide figure et son dos.

MAD. FRONTAL.

Il est impossible de ne pas l'aimer quand on le connaît...
il est si poli... il parle si joliment... Personne ne sait
comme lui dire des choses obligeantes. Il m'a dit qu'il ne
t'aimait que parce que tu me ressemblais. Il m'a prise pour
ta sœur... On ne peut être plus aimable.

AMÉLIE.

C'est l'homme le plus fat, le plus sot et le plus original
que je connaisse. Il veut faire le beau parleur, et affecte de
se servir d'expressions si bizarres que personne ne le com-
prend. Par exemple, il disait l'autre jour, pour demander
une chaise : *Donnez-moi une base de sustentation; pour
soutenir le chapiteau de ma colonne humaine.* Vous con-
viendrez que cette manière de parler est des plus ridicules.

MAD. FRONTAL.

Je ne vois là rien de ridicule... c'est le beau genre romantique d'autrefois, qui, heureusement pour le bon goût, est
revenu à la mode aujourd'hui. Les gens comme il faut de
mon temps ne parlaient pas autrement... Rien n'est plus
commun que de parler comme tout le monde... Ce qui te
déplaît dans Bossenville me transporte, me ravit... Tu
refuses ton bonheur.

FRONTAL.

Ta mère a raison ; c'est le mari qu'il te faut.

AMÉLIE.

Il passe pour avoir une mauvaise conduite... pour être
méchant et joueur... Il n'a pas d'état... tandis que M. Florimont est un jeune médecin du plus grand mérite... Il joint
à cela une jolie fortune et de grandes espérances.

FRONTAL (*avec humeur*).

Des espérances... des espérances !

Cela n'est pas argent comptant;
Moi j'aime mieux du plus palpable.
Quiconque a de l'or, à présent,
Est toujours beau, savant, aimable.

Mieux vaut le sûr que l'incertain,
Et moins à craindre en sont les chances :
On peut fort bien mourir de faim
Avec de grandes espérances.

Je vois, ma fille, que tu aimes Florimont... Je ne veux pas te contrarier plus long-temps. Celui que ton cœur a choisi sera ton époux ; ce soir nous signerons le contrat.

AMÉLIE, *embrassant son père.*

Comment pourrais-je... (*à part.*) Combien Gustave sera content !

MAD. FRONTAL.

Je te donne aussi mon consentement ; mais je veux que tu permettes à Bossenville d'avoir un entretien avec toi... Il va bientôt venir. Je suis sûre que le charme de sa conversation saura toucher ton cœur, et que tu changeras de résolution dès que tu auras savouré la douceur du miel qui découle de ses lèvres, et senti le parfum embaumé des fleurs dont il décore tout ce qu'il dit.

AMÉLIE.

J'aime trop Gustave pour cela.

SCÈNE IV.

LES MÊMES, URBAIN, LISETTE.

LISETTE, *à Urbain qui n'ose entrer.*

Entre seulement. M. Frontal ne sera plus fâché ; l'argent que tu lui apportes le calmera.

URBAIN, *tenant une montre, des rouleaux d'or et des cuillers d'argent.*

Je reviens malgré le mauvais traitement que vous m'avez fait essuyer... *L'honnête* Grippard, avec ses belles bosses au crâne, vient d'être arrêté comme voleur.

FRONTAL.

Que dis-tu ?..

URBAIN.

Oui, Monsieur, arrêté comme voleur. J'apporte tout ce

qu'il vous a pris pendant que vous lui trouviez la bosse de
la probité grosse comme un œuf.

FRONTAL.

Est-il possible! Me serais-je trompé? Je n'en reviens pas.
Explique-toi.

URBAIN.

A peine avons-nous été dans la rue, que v'là Grippard
qui me dit comme ça : « Tu m'as l'air d'un ancien, qui me dit
ensuite ; je suis content de ma journée, veux-tu que je te
paie un *canon*; je lui réponds : Tout de même. Il me conduit
chez un marchand de vin où ce que nous devions trouver
des amis. V'là que, chemin faisant, mon camarade aper-
çoit deux sergens de police qui nous suivaient. Je crois,
qui me dit, que ces deux oiseaux nous suivent ; je lui réponds : C'est *jusse*, mais qu'ça nous fait? Me croyant aussi
fripon que lui, il m'avoua qu'il craignait d'être arrêté
comme accusé de vol, et me dit qu'il avait sur lui plusieurs
objets qui pourraient le compromettre ; que je devrais m'en
charger et les porter, selon son habitude, au Mont-de-Piété,
et ensuite partager le montant ensemble. J'accepte la pro-
position avec l'intention de tout rendre au propriétaire, si
jamais je le trouvais. A peine Grippard m'a-t-il quitté, qu'il
est arrêté comme chef d'une bande de voleurs. Vous voyez
que, quoiqu'il vous disait ce matin qu'il aimait la *musique*,
à présent qu'il est au *violon*, il aimerait mieux le *plein
champ*.

FRONTAL.

Tout mon or y est-il? Il doit y avoir deux mille francs.

URBAIN.

Oui, Monsieur ; la somme est *conséquente*.

FRONTAL.

Comment as-tu pu savoir que les objets volés m'apparte-
naient?

URBAIN.

Un des rouleaux avait pour enveloppe une lettre à
votre adresse : d'ailleurs les cuillers étaient marquées N. F.,

Nicodème Frontal. Tous les autres rouleaux sont enc.
arithmétiquement fermés.

AMÉLIE.

Voilà une belle conduite !

(*Tous ensemble.*)

C'est un beau trait !

FRONTAL.

Combien je suis fâché de ce que je t'ai fait ce matin ! Je
te prends à mon service... Je veux récompenser ta probité.

URBAIN.

Je suis bien aise d'avoir détruit la mauvaise opinion que
vous avaient donnée mes bosses. Il paraît que vous les pas-
sionnez... il en est quelques-unes que j'aime.

> Comme un bon député du centre,
> J'en conviens, je ne craindrais pas
> De me faire une bosse au ventre
> Et de fêter un grand repas.
> A mon gousset j'aime une bosse ;
> J'ai pour cela forte raison :
> Mais, comme le bon monsieur Josse,
> *(Il frappe sur son gousset.)*
> Je l'aime bien mieux là qu'au front.

LISETTE.

C'est le cousin dont je vous avais parlé... Dans notre famille il n'y a que de braves gens.

FRONTAL , *à Amélie.*

Pour qu'il ne te reste aucun doute sur ton mariage, nous
allons faire part de notre décision à ton oncle le médecin ;.. il en sera bien aise, car il aime beaucoup son jeune
confrère Florimont... Va préparer tout pour la noce...
Fais un peu de toilette, nous aurons des visites aujourd'hui.

(Ils sortent.)

SCÈNE V.

URBAIN, LISETTE.

LISETTE.

Je ne savais pas , mon cher Urbain, que c'était toi qu'on
avait si maltraité.

URBAIN.

J'oublie facilement cela , lorsque je pense que je vais res-
ter ici avec toi... Nous n'aurons plus besoin d'aller à la
Chaumière pour nous voir... Nous pourrons nous aimer
tout à notre aise... J'espère que tu n'as pas oublié nos ser-
mens.

LISETTE.

Tu m'offenses.....

Je voudrais de toute mon âme
Qu'il fût en France décrété
De faire noyer toute femme
Coupable d'infidélité.

URBAIN.

Tu pourrais bien , ma chère amie,
Parfois courir un grand danger :
Pour ne pas exposer ta vie ,
Tu devrais apprendre à nager.

LISETTE.

Tu fais toujours le plaisant... mais je puis t'assurer que
je ne t'ai jamais oublié. Ce qui doit d'ailleurs te rassurer, c'est
que M. Frontal m'a dit que j'avais la bosse de la fidélité
plus grosse que celle de son petit chien... Tu n'ignores
pas que le chien est le plus fidèle des animaux. A propos
de fidélité , sais-tu que notre jeune maîtresse est promise à
M. Florimont? C'est une affaire arrangée.

URBAIN.

Tant mieux! C'est un bon enfant que M. Florimont; il
donne de gros pour-boire.

LISETTE.

Il y a un certain Bossenville qui l'a demandée aussi ; mais il ne l'aura pas... nous avons intérêt à faire des vœux pour M. Florimont... Il m'a promis de me doter, s'il devenait le gendre de notre maître.

URBAIN.

Comment M. Florimont a-t-il connu mademoiselle Amélie ?

LISETTE.

C'est à Passy, où ils ont été une partie de la belle saison. C'est lui qui est le médecin des Eaux.. C'est, dit-on, un séjour charmant que Passy.

URBAIN.

Ceux qui ont besoin de distraction n'ont qu'à y aller.

AIR *de la Lithographie.*

Grands amateurs de spectacles,
Venez, venez donc aux Eaux ;
C'est le séjour des miracles,
C'est le remède à tous maux.

On y voit des merveilleux,
Des badauds, des curieux ;
Des moines et des soldats :
Enfin que n'y voit-on pas ?
Seigneurs, laquais et soubrettes ;
Anglais, Français, jeunes, vieux ;
Femmes prudes et coquettes,
Ensemble sont en ces lieux.
On y trouve des prélats,
Des docteurs, des avocats,
Des banquiers, des procureurs,
Des joueurs et des voleurs.
Une amante abandonnée
Vient y chercher un amant ;
Et la beauté surannée
Croit rajeunir en buvant.
La femme de l'inspecteur
Y vient pour des maux de cœur,
Et celle de l'intendant

Pour un léger mal de dent.
Là, c'est un vieux personnage
De ses membres tout perclus,
Qui maudit, couvant sa rage,
Les faveurs d'une Vénus.
Ici c'est un gros milord
Qui s'amuse comme un mort,
Et sa maigre Milady
Qui rêve jusqu'à midi.
Ailleurs on voit un ministre
Parlant des Grecs et d'Alger;
A sa figure sinistre,
On prévoit qu'il va changer.
Plus loin, plusieurs députés
Amis de nos libertés,
S'entretiennent du projet
De refuser le budjet.
Un jeune surnuméraire
Qui n'a qu'un modeste enjeu,
Ose contre un millionnaire
Tenter la chance du jeu.
Baladins, escamoteurs
Tripots, bals, restaurateurs
Omnibus, fiacres, chevaux,
Tout cela se trouve aux Eaux.
Que de figures nouvelles,
Si, dans ce charmant pays,
Pour nos vieilles demoiselles
Il se trouvait des maris.

Grands amateurs de spectacles,
Venez, venez donc aux Eaux,
C'est le séjour des miracles,
C'est le remède à tous maux.

LISETTE.

Il paraît, d'après ce que tu dis, que Passy est un endroit
très-gai pendant qu'on y prend les eaux... J'entends mademoiselle Amélie; la voilà qui vient. Laissons-la seule;
allons préparer les appartemens pour la noce. (*Ils sortent.*)

SCÈNE VI.

AMÉLIE *seule.*

Rien ne peut s'opposer à mon bonheur... Mon père m'a donné son consentement... J'ai en horreur ce Bossenville... Avec son style romantique, il avait su se gagner la bienveillance de ma mère, qui a la faiblesse d'aimer ce genre... Pour plaire à mon père, il disait s'occuper beaucoup de crânologie... Enfin, malgré tout cela et toutes ses intrigues, Gustave sera mon époux... Combien j'aurai de plaisir à le lui apprendre. Les difficultés que nous avons eu à surmonter n'ont fait qu'augmenter notre amour....

AIR DE LA CAVATINE DE MARIE : *Une robe légère.*

Je ne puis m'en défendre,
J'adore mon vainqueur;
Par l'amour le plus tendre
Il sut toucher mon cœur.
L'aimer toute ma vie,
Et lui garder ma foi,
Sera ma seule envie,
Mon bonheur et ma loi.
De mon époux j'aurai, je pense,
Un bien doux prix de ma constance;
Toujours nos premières amours
Viendront charmer notre existence
Et sauront embellir nos jours.
Non, non,
Je dois me rendre;
Comment m'en défendre?
Non, non, non,
Je ne puis m'en défendre,
J'adore mon vainqueur;
Par l'amour le plus tendre
Il sut toucher mon cœur.

SCÈNE VII.

BOSSENVILLE, AMÉLIE.

BOSSENVILLE, *à part.*

Quel bonheur ! elle est seule. (*Haut.*) Cher objet de ma tendre sollicitude, excusez ma témérité ; je ne m'attendais pas à vous trouver seule... Mon cœur, battu par les tempêtes de l'amour et égaré par le talisman de vos yeux, se trouve depuis long-temps changé en un foyer où rayonnent toutes les peines qu'un de vos regards fait endurer... Chère âme de mon âme !.. astre de mon bonheur !.. étoile de ma félicité, ne faites pas éteindre le flambeau de ma vie, en éclipsant le soleil de mes espérances... Laissez-moi déranger la symétrie de vos rigueurs... laissez-moi pénétrer dans le labyrinthe de vos pensées... Vous ne répondez pas... cruelle... (*Il tombe à genoux.*) Ah ! belle Amélie ! colosse de beauté... montagne de grâces... océan de charmes... jugez mieux mes intentions... Ne croyez pas trouver en moi un amant intéressé, qui voudrait faire de l'autel de l'hymen l'échelle de sa prospérité, le marche-pied de sa fortune... Je vous aime... je vous adore... une plume de feu, trempée dans une encre de flammes, ne pourrait vous peindre mes tourmens... Cessez, cessez vos rigueurs, et daignez, par un regard anodin, calmer l'irritation qui s'est emparée de toute mon économie.

AMÉLIE, *à part.*

Quel galimatias ! grand Dieu ! (*Haut.*) Ce que vous venez de me dire ressemble un peu à une déclaration.

BOSSENVILLLE, *se relevant.*

Belle Amélie, vous n'avez pu me comprendre ; le tumulte de mes sentimens amoncelés dans mon âme comme des ombres nuisibles, a empêché ma bouche de dire ce que mon cœur sentait... Vous n'ignorez pas que votre père...

AMÉLIE.

Je n'ignore rien.... Mon père a accordé ma main à
M. Gustave Florimont... je n'aurai jamais d'autre époux.

BOSSENVILLE.

AIR : *D'ici voyez ce beau domaine* (de la Dame Blanche).

> Arrêtez, ô femme inhumaine,
> N'ajoutez pas à mon malheur!
> Pussiez-vous partager ma peine,
> Et vous auriez moins de rigueur.

(Amélie sort.)

> Je vais, pour changer mon destin,
> Me venger l'épée à la main.
> Dieu m'en garde! (BIS.)
> Il faut encor que je retarde;
> Il faut que j'attende à demain.

SCÈNE VIII.
URBAIN, BOSSENVILLE.

BOSSENVILLE, *se croyant seul.*

L'affront que je viens de recevoir... Ah! sans la loi
contre le duel... Florimont, quoique je te déteste, il
me répugne de tremper mes mains dans ton sang... mais,
tremble; je trouverai un vengeur... Il me reste aussi l'arme
de la calomnie.... Il ne faut rien négliger pour prendre
d'assaut le cœur de ma belle et terrasser l'audacieux pygmée
qui me dispute la victoire... Je vais donc diriger mes bat-
teries en conséquence... La bonne idée!.. Je vais lui en-
voyer un cartel pour l'intimider... Va pour le cartel...
J'ai là ce qu'il faut pour écrire... (*Il s'avance vers le
secrétaire. Il écrit.*)

URBAIN, *qui se tenait à la porte, s'avance sur la scène et
feint de ne pas voir Bossenville.*

(*A part*) Ne laisssons pas échapper une si bonne occasion de servir M. Florimont. (*Haut.*) N'est-ce pas abomi-
nable, scandaleux, que ce M. Florimont...

BOSSENVILLE , *à part.*

Florimont... Écoutons.

URBAIN.

... Se permette de dire des douceurs à ma prétendue... Je ne souffrirai pas cela... Qu'il prenne garde à lui... Je veux tout dévoiler pour faire échouer ses projets... Ce bon M. Frontal...

BOSSENVILLE *va vers Urbain, qui feint toujours de ne pas le voir.*

C'est un séducteur,.. un corrupteur...

URBAIN, *se retournant vivement.*

Qu'appelez-vous.. M. Frontal un séducteur,.. un corrupteur?.. Sachez que...

BOSSENVILLE.

Dieu me garde de dire du mal de lui!.. Tu ne vois donc pas que c'est de Gustave Florimont?..

URBAIN.

Il fallait donc le dire... Auriez-vous aussi à vous en plaindre? .

BOSSENVILLE.

Sans doute;.. il vient de m'enlever le cœur de celle qui devait être le *Ganymède de mon bonheur,* en versant sur mes jours *la coupe enivrante des voluptés...*

URBAIN.

Je comprends;... il doit épouser votre cousine, mademoiselle d'Argencourt.

BOSSENVILLE.

Que dis-tu? ma cousine ; je ne voudrais jamais l'épouser.

URBAIN.

Pourquoi?.. Elle est fort aimable.

BOSSENVILLE.

C'est vrai,.. mais c'est ma parente... Je serais fâché que mes enfans fussent de ma famille.

URBAIN.

Que je suis bête! Monsieur, je ne puis deviner.

BOSSENVILLE.

Tu ne vois pas que je veux parler de ta jeune maîtresse,

de celle qui eut été pour moi *la rosée de ma vie et la boussole de ma félicité?*.. Vengeons-nous...

URBAIN.

Oui, vengeons-nous;.. vous me voyez disposé à vous aider.

BOSSENVILLE.

Je te paierai bien, si tu veux soutenir ma cause.

URBAIN.

AIR : *Prenons d'abord l'air bien méchant.*

Vous me faites beaucoup d'honneur
En me donnant la préférence;
Aussi, je veux avec ardeur
Aller prendre votre défense.

BOSSENVILLE.

Puisque tu veux, sur le terrain,
Défendre une aussi noble cause,

(*Il se fouille.*)

Tiens,... voilà... voilà, cher Urbain,

URBAIN, *à part.*

Bonne aubaine!

BOSSENVILLE, *lui remettant le billet.*

Le cartel que je lui propose.

URBAIN, *faisant la grimace.*

Cela suffit... De quelque manière qu'il veuille se battre, je suis sûr de mon affaire. M. Frontal m'a dit ce matin que j'avais la bosse du meurtre;.. je l'ai depuis que je suis tombé dans la cave;.. tant pis pour M. Florimont;... elle va lui causer la mort... je lui prouverai que si je ne suis qu'un *valet*, je suis du moins un *valet de cœur*...

BOSSENVILLE, *lui jetant sa bourse.*

Tiens, pour récompenser ton zèle...

URBAIN.

Je vous remercie; je me battrai comme un diable;.. j'ai de l'argent,.. je serai plus hardi... Il faudra que je me *revétisse* autrement pour me déguiser; il ne me reconnaîtra pas... J'oubliais de vous dire que je n'avais pas de second. ... Si vous vouliez venir?..

BOSSENVILLE.

J'y serai forcé, si tu n'en trouves pas d'autre... Adieu.
(*Il sort.*)

URBAIN.

S'il faut donner ou s'il faut rendre,
On a rarement un second.
S'il faut recevoir, s'il faut prendre,
Sans peine on rencontre un second.
Pour partager un héritage
On a toujours trop d'un second;
Et fort souvent, dans son ménage,
On peut trouver plus d'un second.

SCÈNE IX.

URBAIN, GUSTAVE FLORIMONT.

URBAIN.

Bonjour, monsieur Florimont.

FLORIMONT.

C'est toi, Urbain!.. Tu es donc ici?.. Depuis quand?..

URBAIN.

Depuis ce matin, Monsieur,

FLORIMONT.

J'en suis bien aise; tu pourras me servir. Je te promets de te faire épouser Lisette si mon mariage réussit.

URBAIN.

M. Frontal vient de donner son consentement;.. votre mariage est sûr... Votre rival, qui sort d'ici, a été congédié par mademoiselle Amélie;.. il sera bientôt fort mal dans l'esprit de mon maître... Vous venez bien à propos.. Je vais tout vous raconter...

FLORIMONT.

Explique-toi.

URBAIN.

En entrant ici, j'ai trouvé M. Bossenville vous maudissant comme un enragé... Il parlait de vengeance,.. de duel... Ce moyen ne pouvait lui convenir qu'autant qu'il trouverait un remplaçant... Je me suis offert,.. il m'a accepté et m'a donné une bourse pleine d'argent pour payer le service que je lui rendais... Il est donc décidé que je dois me battre avec vous;.. mais...

Un brave se bat pour l'honneur,
Un chevalier, pour son amie,
Et nos soldats, avec valeur,
Vont se battre pour la patrie.
Un Suisse combat pour l'argent ...
Quoique cette raison soit bonne,
Je trouve qu'il est plus prudent
De ne se battre pour personne.

FLORIMONT.

Il paraît que tu es très-courageux... Avec ton système on ne se battrait pas souvent... Tu ferais un mauvais soldat;.. tu crains trop la mort... Quant à moi, j'envie le sort de nos braves qui sont en Morée.

Nos régimens couverts de gloire
En Grèce affrontent le trépas,
Afin d'assurer la victoire
Aux enfans de Léonidas.
Si dans leur nouvelle patrie,
Ils meurent pour la liberté,
Ils auront prolongé leur vie,
En gagnant l'immortalité.

URBAIN.

J'ai fait croire à M. Bossenville que je vous en voulais, et que j'étais bien aise de me venger...

FLORIMONT, *riant.*

L'aventure est des plus plaisantes;.. mais je ne vois pas quel résultat tu en obtiendras...

URBAIN , *faisant voir sa bourse.*

Quel résultat?.. en voilà déjà un bon... Je profiterai de cette occasion pour découvrir toute sa lâcheté... Je pense que mon maître , connaissant cette conduite, ne voudrait pas accepter un tel gendre...

FLORIMONT.

Il y aurait de l'inhumanité à le railler à présent... Mademoiselle Amélie m'est promise ; c'est là où tendaient tous mes désirs... Néanmoins, je veux récompenser ton zèle... Le jour de mes noces, j'accomplirai mes promesses en te faisant épouser Lisette... Je veux que ce jour-là tout le monde soit heureux.

URBAIN.

Sera-ce bientôt , Monsieur?

FLORIMONT.

Il y a encore la quinzaine de bienséance..

DUO.

AIR : *O Pescator.*

Pour un cœur qui soupire
C'est bien long.
Amour, que ton empire
Lasse donc!
Par tes feux dévoré,
Faudra-t-il longtemps encore
De la belle que j'adore
Être séparé!

URBAIN.

Je vous laisse seul... J'entends venir mademoiselle Amélie. (*Il sort.*)

SCÈNE X.

FLORIMONT, AMÉLIE.

FLORIMONT.

Chère Amélie, venez partager mon bonheur... Le consentement qui vient de nous être accordé me rend le plus heureux des hommes.

AMÉLIE.

Désormais rien ne pourra nous désunir.

DUO.

Musique de l'Auteur des paroles, avec accompagnement d'orchestre.

Toujours vous plaire est le vœu de mon cœur;
Car votre amour m'est plus cher que la vie.

FLORIMONT.

O Dieu d'hymen, assure mon bonheur
En m'unissant à ma fidèle amie!

AMÉLIE.

Vous seul, Gustave, aurez ma foi.

FLORIMONT.

N'aimer que vous, voilà ma loi.

AMÉLIE.

Quels doux momens

FLORIMONT.

Pour des amans.

AMÉLIE.

Ah! quel délice!

FLORIMONT.

Quel jour propice!

(*Ensemble.*)

Ah! quel bonheur!

AMÉLIE.

Toujours,

FLORIMONT.

Oui, toujours,

AMÉLIE.

Soyons heureux.

(Ensemble.)

Toujours heureux. (TER.)

AMÉLIE.	FLORIMONT.
Je veux passer toute ma vie A vous aimer, à vous chérir; Être toujours fidèle amie, Voilà mon plus ardent désir.	Je veux passer toute ma vie A vous aimer, à vous chérir; Vous le prouver, chère Amélie, Voilà mon plus ardent désir.

FLORIMONT.

Veuillez m'excuser si je vous quitte déjà... je dois aller avant tout me présenter à votre père.

AMÉLIE.

Mon père est sorti;.. il est avec ma mère chez mon oncle le médecin... Vous ne feriez pas mal d'aller voir ce dernier;.. il vous aime beaucoup.

FLORIMONT.

J'y vais sur-le-champ... Adieu donc, Amélie... Je reviendrai bientôt... (*Il lui baise la main et sort.*)

SCÈNE XI.

FRONTAL, MAD. FRONTAL, AMÉLIE.

MAD. FRONTAL.

N'as-tu pas reçu la visite de M. Bossenville?

AMÉLIE.

Oui, ma mère, ainsi que celle de M. Florimont; il vient d'aller chez mon oncle pour vous y trouver. Il est instruit de votre décision.

FRONTAL.

Tant pis... Voici une lettre qu'on m'a remise confidentiellement, qui doit, m'a-t-on dit, me dévoiler de grandes choses au sujet de ton mariage. (*Il la décachète.*) C'est un anonyme.

L'expérience m'a fait voir
Qu'ici-bas tout est anonyme;
Que l'homme encensant le pouvoir
Dans son cœur garde l'anonyme.

Le banquier répand-il un bruit,
Il a recours à l'anonyme.
Les romantiques d'aujourd'hui
Devraient bien garder l'anonyme.

Sous l'anonyme, très-souvent,
Un auteur cache sa défaite.
Sous ce voile agit l'intrigant,
Le faux dévôt et la coquette.
Sous l'anonyme maints maris
Brûlent d'amour illégitime,
Et que de femmes, dans Paris,
Cachent leur jeu sous l'anonyme.

La personne qui m'a fait tenir cette lettre porte le plus grand intérêt à ma famille... Voyons ce qu'on nous dit ... (*Il lit.*)

« Monsieur, j'ai cru qu'il était de mon devoir de vous
« éclairer sur le choix que vous venez de faire de M. Flori-
« mont pour votre gendre. . Ce jeune homme fascinerait les
« yeux les plus clairvoyans ;.. mais détrompez-vous, il ne
« peut offrir à la victime qui le prendra que beaucoup de
« défauts... Ce qui étonne tout le monde, c'est que vous
« l'ayez préféré à M. Bossenville, qui est celui qui, sous
« tous les rapports, conviendrait à votre fille. Retirez donc
« votre parole au premier dont la conduite scandaleuse ne
« tarderait pas à déshonorer votre famille... Veuillez pe-
« ser mes avis désintéressés, et m'excuser si, par délicatesse,
« je ne signe pas la présente. »

Eh bien ! ma fille, plaideras-tu encore sa cause?

AMÉLIE.

Non, sans doute, si cette lettre disait la vérité ;.. mais c'est un tissu de mensonges et de calomnies qui ne peut atteindre M. Florimont.

MAD.-FRONTAL, *à part.*

Quel bonheur ! les affaires de Bossenville s'arrangent.

SCÈNE XII.

LES MEMES, BOSSENVILLE.

FRONTAL.

Vous arrivez fort à propos pour nous donner des renseignemens... Connaissez-vous un certain Gustave Florimont?

BOSSENVILLE.

Gustave... Florimont... Ah! oui,.. oui, j'en ai entendu
parler. C'est, à ce qu'on m'a dit, un mauvais sujet, un
homme sans délicatesse, sans mœurs.

AMÉLIE, *à part*.

Combien sa présence m'est odieuse!.. Ah! le monstre!
il empire sur la lettre...

MAD. FRONTAL.

C'est un provincial,.. Fi donc!.. Jamais...

BOSSENVILLE (*avec dédain*).

C'est cela... C'est un étudiant en médecine...

MAD. FRONTAL.

Je n'aime pas ces étudians.

AMÉLIE.

Il n'est plus étudiant ;.. quand même il le serait, ce
titre n'est-il pas fort honorable?..

> Je ne puis comprendre, vraiment,
> Pourquoi ce nom tant vous irrite :
> De nos écoles fort souvent
> Sortent des gens de grand mérite.
> Vous êtes prévenus contre eux;
> Bientôt, riches de leur science,
> Leurs talens, leurs succès nombreux
> Gagneront votre confiance.

FRONTAL.

Tu te trompes, ma fille..., je ne suis nullement prévenu
contre les étudians....

> Chaque homme étudie ici-bas;
> On étudie la nature,

Les arts, la guerre, les débats,
Enfin tout, jusqu'à l'imposture.
Certains ministres imprudens,
On peut le dire sans critique,
Auraient besoin encor longtemps
D'étudier la politique.

(A Bossenville.)

J'avais des raisons pour me méfier de lui;... il a un crâne qui ne promet rien de bon... Lisez cette lettre...

BOSSENVILLE, *après avoir lu.*

J'étais loin de penser que ce monsieur fût mon rival;... cette considération m'oblige à démentir ce que j'ai pu dire...

MAD. FRONTAL.

Quelle noblesse de caractère!

FRONTAL.

Votre belle conduite et la conformité de nos goûts me font vous préférer à Florimont. Je vous promets ma fille; dès aujourd'hui vous l'épouserez...

BOSSENVILLE, *à part.*

Tout m'a réussi!

AMÉLIE.

Jamais je n'y consentirai...

BOSSENVILLE.

Je ne dois pas vous laisser ignorer que je n'ai pas le consentement de mademoiselle votre fille.

FRONTAL.

Ma fille est trop soumise pour avoir des volontés...

BOSSENVILLE.

Pour vous prouver ma reconnaissance, je vous prie d'accepter une jolie collection de crânes curieux qu'on m'a envoyée d'Allemagne;.. je vous les apporterai ce soir.

FRONTAL.

Des crânes d'Allemagne!... Ah! le cher ami!.. s'en priver pour moi...

MAD. FRONTAL.

Allez disposer tout pour la noce... Nous allons faire décider Amélie. (*Bossenville sort.*)

SCÈNE XIII.

FRONTAL, MADAME FRONTAL, AMÉLIE.

FRONTAL.

Tu viens d'entendre notre décision ; j'espère que tu ne penses plus à Florimont...

MAD. FRONTAL.

Bossenville fera ton bonheur et le mien ;.. tu l'épouseras...

AMÉLIE.

Je ne pourrai jamais m'y décider.

> Grand Dieu, que la femme est à plaindre
> Et que son sort est malheureux !
> Elle est faible; elle a tout à craindre :
> Un homme est cent fois plus heureux.
> Sans aimer, ô sottise étrange!
> Par force on veut la marier,
> Et, comme une lettre de change,
> On voudrait la négocier.

FRONTAL.

Ses nombreuses protubérances me présagent ton bonheur... Florimont est un mauvais sujet ;.... sa tête, dépourvue de belles bosses, me confirme dans cette opinion. Cela seul doit te décider... Bossenville est un parti plus honorable ;.. tu dois l'accepter... J'ai chargé ta mère de te parler encore sur ce sujet... Laisse-moi seul ; j'attends la visite de M. Herman, savant distingué et parent de Lavater.... (*On frappe.*) C'est lui, sans doute... Allez donc vous entretenir de l'affaire en question..... (*Elles sortent. Frontal va vers la porte.*)

SCÈNE XIV.

FRONTAL, POUSSEMAN.

FRONTAL, *saluant.*

Donnez-vous la peine d'entrer, Monsieur ; j'attendais votre visite avec grande impatience. .

POUSSEMAN.

Vous me faites beaucoup d'honneur ; je suis bien rarement reçu avec autant de bonté. (*A part.*) Nous autres, pauvres huissiers, on nous chasse de partout...

FRONTAL.

Il y a si peu de gens qui apprécient le mérite...

POUSSEMAN.

Vous êtes trop honnête, Monsieur...

FRONTAL.

Il est impossible, en vous voyant, de ne pas reconnaître un homme de génie... Vous avez un si beau front, que je ne peux résister à la tentation de l'examiner ;.... voulez-vous me le permettre?.. Je vous ferai voir une collection curieuse de crânes d'Allemagne que mon gendre va m'apporter.

POUSSEMAN.

Je n'y connais rien, Monsieur.

FRONTAL.

La modestie augmente votre mérite... Puis-je, sans indiscrétion... (*Il s'avance pour lui tâter le front.*)

POUSSEMAN.

Avec plaisir. Tenez, Monsieur, vous pourrez mieux voir. (*Il ôte sa perruque poudrée, blanchit l'habit et la figure de M. Frontal, et laisse voir une tête pelée.*)

FRONTAL, *lui tâtant la tête.*

Quelle belle tête!... Le génie est sous mon pouce ;... voilà les sciences abstraites,... la musique... Monsieur, vous me ferez la grâce de dîner avec moi...

POUSSEMAN.

Vous me faites beaucoup d'honneur;... j'accepte votre honnête invitation...

FRONTAL, *le tâte toujours.*

Vous avez à peu près le crâne de mon gendre.. Laissez-moi voir le jugement,.. Il se trouve...

POUSSEMAN, *vivement.*

Dans ma poche, avec contrainte par corps. (*Il se fouille.*) Tenez, vous pouvez en prendre connaissance.

FRONTAL, *riant.*

Vous avez donc aussi la bosse de la plaisanterie?.. Comment, M. Herman,.. un savant voudrait aussi...

POUSSEMAN.

Je ne plaisante pas; je suis huissier audiencier; je m'appelle Pousseman. Votre gendre m'a envoyé chez vous, et m'a dit que vous paieriez pour lui... Si vous ne voulez pas le faire, je vais exécuter le jugement.... Dans les vingt-quatre heures M. Bossenville est en prison.

FRONTAL, *riant encore.*

Je vous en prie, trêve de plaisanteries,.. un parent de Lavater...

POUSSEMAN.

Je ne connais ni Lavater, ni tant d'autres; je suis, comme je vous l'ai déjà dit, huissier audiencier, immatriculé, patenté numéro *septante-sept*. Voulez-vous payer,.. oui ou non?..

FRONTAL.

Encore une fois, un huissier patenté n'a pas un crâne comme le vôtre; vous n'avez pas la bosse des huissiers...

POUSSEMAN.

Vous voulez donc me jouer?.. Vous ne valez pas mieux que votre gendre... Je vous ferai payer cher vos plaisanteries,.. je vous en donne ma parole...

FRONTAL.

Comment! être insulté chez moi!.. Sortez d'ici; je vais

vous faire fustiger... (*Il frappe du pied.*) Urbain !...
Urbain !...

POUSSEMAN.

Vous m'avez troublé dans mes fonctions,.. je vais dresser procès-verbal...

SCÈNE XV.

LES MEMES, URBAIN.

FRONTAL, *à Urbain.*

Empoigne-moi cet homme-là ; il vient de m'insulter.

URBAIN, *voulant le saisir.*

Sortez d'ici,.. allons !.. leste...

POUSSEMAN, *avec feu.*

Au nom de la loi, je vous somme de me laisser ; ne vous révolutionnez pas contre une autorité.

FRONTAL.

Chasse-le donc,.. avec son autorité...

URBAIN, *en le menaçant d'un bâton.*

Attendez, je vais vous faire partir.

POUSSEMAN.

Je vous laisse copie du jugement;.. je vais faire mon rapport... (*Il sort.*)

SCÈNE XVI.

FRONTAL, MADAME FRONTAL, AMÉLIE, URBAIN.

MAD. FRONTAL.

Est-ce le savant que vous attendiez que vous venez de chasser de la sorte?

AMÉLIE.

Que vous est-il arrivé, mon père?

FRONTAL.

C'est un drôle qui vient calomnier mon gendre et me

dire qu'il y a contrainte par corps contre lui... Bossenville est au-dessus de toutes ces inculpations ;.. c'est sans doute quelque jaloux qui voudrait lui nuire; mais, au contraire, toutes ces manœuvres ne font que m'attacher à lui.

AMÉLIE.

Vous aimez mieux croire aux lettres anonymes qui calomnient M. Florimont, dont mon oncle vous a donné les meilleurs renseignemens.

URBAIN.

C'est un brave homme ;.... (*A part.*) il m'a donné de l'argent ce matin.

FRONTAL.

Plus vous soutiendrez Florimont, plus j'aimerai Bossenville.

MAD. FRONTAL.

Ma bonne Amélie, je pense que tu es trop soumise pour ne pas accéder aux volontés de ton père... Je vais faire les emplettes nécessaires à ton hyménée. Je ne doute pas, à mon retour, de te trouver décidée *à boire à longs traits dans la coupe du bonheur*, *le nectar de la félicité que va t'offrir Bossenville.*

FRONTAL.

Moi, je vais porter ma plainte à qui de droit, et faire punir le calomniateur. (*Ils sortent.*)

SCÈNE XVII.

BEAUMONT, FLORIMONT, AMÉLIE, URBAIN.

BEAUMONT.

Tu as l'air bien triste, ma nièce... Comment! un jour de noce !..

FLORIMONT.

Est-il arrivé quelque chose pendant mon absence?

AMÉLIE.

Mon père a changé de résolution….il veut….

URBAIN.

Que Mademoiselle épouse Bossenville.

FLORIMONT, *vivement*.

Grand Dieu!.. Que dit-il?

AMÉLIE.

On veut me donner à ce sot personnage, à qui on m'avait refusée en premier lieu.

BEAUMONT.

Morbleu! je m'y oppose… Frontal veut donc te déshonorer?

FLORIMONT.

Et vous y avez consenti, Amélie?

AMÉLIE.

Vous connaissez mon cœur;.. jamais Bossenville…

FLORIMONT.

Il faut qu'il se désiste de ses prétentions; je saurai bien l'y forcer.

URBAIN.

Il n'y a rien à faire avec lui;.. il a horreur du sang… Je me charge de vous venger; le billet qu'il vous a écrit servira à le faire connaître; je vais en tirer bon parti.

BEAUMONT.

Mais qui peut donc avoir fait changer si subitement mon beau-frère?

AMELIE.

Une lettre anonyme, pleine de calomnie contre M. Florimont;.. on y fait en revanche l'éloge de Bossenville. Mon père y ajoute foi; il prétend que le crâne de Bossenville ne lui laisse aucun doute à ce sujet…

FLORIMONT.

Est-il possible qu'on se soit servi d'un moyen aussi lâche? Si je connaissais l'auteur de la lettre…

URBAIN.

Je l'aurai bientôt trouvé;.. je m'en doute.

BEAUMONT.

Je crois que Frontal a perdu la tête, avec ses bosses. Si ce
n'est que cela, ne vous inquiétez pas; je vais lui faire entendre raison;.. vous serez bientôt unis. (*S'adressant à
Florimont.*) Je suis bien aise, mon cher confrère, de de-
venir votre oncle;.. je pourrai vous être utile;.. dans
notre état, les protections ne nuisent pas...

> Ignorez vous que le mérite
> Ne suffit pas seul à présent,
> Et que souvent un sot profite
> Des honneurs dus au vrai talent?
> Voulant obtenir une place,
> L'hypocrite docteur Orgon,
> Comme un nouveau caméléon,
> Change de couleur et de face.

Venez avec moi, nous allons remédier à tout.

URBAIN.

Et moi, je cours aux informations; il ne faut pas être
bien rusé pour deviner d'où vient la lettre... (*Ils sortent.*)

SCÈNE XVIII.

LISETTE, *seule.*

M. Beaumont va sans doute arranger les affaires.. C'est
l'oncle aux écus; je suis sûre qu'il réussira; on peut tout
avec cela... Si ce bon oncle avait autant de pouvoir sur
les maladies;.. mais il n'en est pas ainsi;.. le plus souvent
la présence des médecins empire le mal, et leurs ordon-
nances tuent le malade.

> Grégoire disait de sa femme
> Dont il pleurait la triste fin:

« L'infortunée a rendu l'âme
» Grâce aux soins de son médecin! »
Peut-être c'est une folie;
Mais je jure, sur mon honneur,
Que, tenant beaucoup à la vie,
Je veux me passer de docteur.

Je n'en reviens pas;.. refuser un homme, parce qu'il n'a pas de bosses au front... Je connais beaucoup de gens qui ont toujours peur d'en avoir.

Air de la Valse d'Emma, *une rose fleurie*, musique d'Auber.

Ta la la la, ta la la la, etc. etc.

Qu'un tendre amant soit fidèle;
Tant que durera son zèle
Toujours on le chérira;
Je peux répondre de c'la;
Mais s'il devient infidèle,
Alors on se vengera,
Et sur son front, oui sur son front l'on verra....

Ta la la la, ta la la la.

SCÈNE XIX.

LISETTE, URBAIN.

URBAIN.

Grande nouvelle! Lisette, tout m'a réussi... Je suis allé chez Lafleur; c'est lui qui a apporté la lettre à M. Frontal.

LISETTE.

Comment as-tu pu le savoir?

URBAIN.

Je m'en doutais;... je l'ai vu ce matin parler à notre maître... Pour le faire jaser, je l'ai mené chez le marchand de vin;.. lorsqu'il a eu vidé plusieurs *canons*, je l'ai fait parler, et j'ai su de lui que c'était Bossenville qui l'avait chargé

de la susdite lettre, en lui promettant un bon pour boire,
s'il gardait le secret... M. Frontal est déjà instruit de tout.

LISETTE.

On a bien raison de dire : Pas de secret pour les ivrognes.

URBAIN.

C'est vrai... La vérité dans le vin : *In vinas verito.*

LISETTE.

Je connais ton goût pour la bouteille ; si j'employais le
même moyen, tu te trahirais ;... je saurais si tu m'as toujours été fidèle.

URBAIN.

Rassure-toi, ma petite Lisette ; tu n'as rien à craindre.

<table>
<tr><td>URBAIN.</td><td></td><td>LISETTE.</td></tr>
</table>

DUO.

AIR *du Danger du soir nocturne de* Blangini, (1) *avec accompagnement
d'orchestre par l'auteur des paroles.*

Te plaire, voilà ma devise,
    Moi te trahir !
Et manquer à la foi promise ;
    Plutôt mourir !
Ah ! quand nous serons en ménage,
    Premiers amours,
Vous dont je chéris l'esclavage, (BIS.)
    Durez toujours.
    Premiers amours,
    Premiers amours,
    Durez toujours,
    Durez toujours.
Premiers amours, premiers amours,
    Durez toujours.

Apprends à mieux lire en mon âme :
    Moi te trahir !
Si jamais s'éteignait ma flamme ;
    Plutôt mourir !

______

(1) Ce nocturne, qui est un des plus beaux de Blangini, se
trouve chez tous les marchands de musique.

> Charmez toujours notre existence,
> Premiers amours;
> Et pour prix de notre constance, (bis.)
> Durez toujours.

LISETTE.

Je suis contente de toi, tu t'en es bien tiré. . . Ne perds pas de temps, va dévoiler la conduite de Bossenville.

URBAIN.

Je veux terminer la scène par un coup de ma façon.

(Il sort.)

SCÈNE XX.

FLORIMONT, AMÉLIE, FRONTAL, MADAME FRONTAL, BEAUMONT, LISETTE.

BEAUMONT, *s'adressant à M. Frontal.*

Mes raisons sont excellentes ;. . vous voyez bien que votre système est quelquefois en défaut. On peut souvent se tromper ; toute la Faculté serait de votre avis, que moi,.. *etiamsi omnes ,.. ego non.*

FRONTAL.

Je m'étais aveuglé sur ce Bossenville ; un magistrat vient de me donner connaissance d'un jugement rendu contre lui ;.. Urbain vient de dévoiler sa conduite... Je conviens de mes torts, et pour les réparer, je vais faire des heureux. Florimont, je vous accorde la main de ma fille.

FLORIMONT.

Quel bonheur ?.. Nous triomphons... Ce monstre de Bossenville...

AMÉLIE.

Oubliez ce qu'il vous a fait, il est indigne de votre ven-geance...

BEAUMONT.

Pour vous prouver combien cette union me fait plaisir, je donne 80,000 francs à ma nièce... Voilà qui vaudra bien les bosses de Bossenville.

On peut tout avec l'argent,
On réussit auprès des belles;
Avec un pareil talisman
On rencontre peu de cruelles.
Il tient souvent lieu de talent :
Que de généraux inhabiles
Ont fait rendre, avec notre argent,
Des forteresses et des villes!

MAD. FRONTAL.

Vos argumens sont sans réplique.

FRONTAL.

Plus je les pèse, plus je les trouve bons.... La calomnie!
c'est affreux ; dès aujourd'hui je renonce aux bosses.

MAD. FRONTAL.

Et moi, au romantisme... Je ne sais pourquoi je me
suis entichée de nouveau de ce Bossenville.

BEAUMONT.

Il n'y a rien d'étonnant ; l'inconstance est si naturelle à
votre sexe....

Oui, la femme dès sa naissance
Change toujours, veut, ne veut pas :
C'est seulement à l'inconstance
Qu'elle est bien constante ici bas.
Malgré cela, rendons les armes
A ce sexe toujours vainqueur :
Par sa faiblesse et par ses charmes,
Il sait subjuguer notre cœur.

AMÉLIE.

Mon oncle, je n'oublierai jamais que je vous dois mon
bonheur.

FLORIMONT.

Je ne sais comment vous prouver toute ma gratitude.

BEAUMONT.

Je ne suis jamais plus content que lorsque je puis faire
des heureux ;... vous le serez dans peu, mes enfans.

FRONTAL.

Tout est prêt;.. nous signerons bientôt le contrat.

MAD. FRONTAL.

M. Minute le notaire va venir; Bossenville doit l'amener... Sa position sera vraiment comique.

BEAUMONT.

J'espère, Monsieur Frontal, que vous n'abandonnerez pas pour cela l'ingénieux système de la cranioscopie, mais je vous engage à l'étudier moins superficiellement. Alors vous en tirerez des conséquences moins absolues, mais, beaucoup plus philosophiques.

SCÈNE XXI.

LES MÊMES, BOSSENVILLE, MINUTE.

BOSSENVILLE, *ayant à la main une boîte contenant des bijoux.*

Quel est ce jeune homme qui parle si familièrement à ma future? ce sera, sans doute, un cousin... (*Haut.*) Belle Amélie, chaste objet de mon amour, pierre de touche de mon bonheur, puisse ce présent me mettre en bonne odeur auprès de vous!

LISETTE.

C'est le cas de dire que le *présent* vaut mieux que le *futur.*

SCÈNE XXII.

LES MÊMES, URBAIN.

URBAIN, *ayant des lunettes et des moustaches, et étant enveloppé d'un manteau.*

Pourrait-on me dire ici où est un certain M. Gustave Florimont?

FLORIMONT.

Le voici; que lui voulez-vous?

URBAIN.

Ce que je lui veux? Ah ! il n'est pas blanc ; il faut qu'il vienne sur le terrain.

FLORIMONT.

Je veux savoir qui me provoque.

URBAIN, *lui donnant un billet.*

Lisez,.. vous le saurez...

AMÉLIE.

Gustave!.. mon cher Gustave, ne vous compromettez pas.

BOSSENVILLE, *à part.*

C'est Gustave!.. J'enrage.... Urbain vient à propos pour me débarrasser de cet effronté rival.

FLORIMONT, *lisant.*

« Monsieur, j'ai su que vous osiez élever vos prétentions
« jusqu'à me disputer la main de mademoiselle Frontal...
« Il faut y renoncer, ou vous rendre ce soir au bois de
« Boulogne ; l'un de nous deux doit mourir...... Signé
« Bossenville. »

(*Tous ensemble.*)

Ce n'est pas Bossenville.

FRONTAL..

C'est sans doute quelque fourbe... Je vais le faire fustiger... Urbain ! Urbain !..

URBAIN, *oubliant qu'il est déguisé.*

Monsieur..... (*Se rappelant son déguisement.*) Monsieur, veuillez m'écouter. Sachez que ce matin, M. Bossenville m'a donné la présente pour la remettre à M. Florimont, avec qui je devais me battre, et pour prix du service que je m'engageais à lui rendre, il m'a donné de bons écus comptant.

BOSSENVILLE, *à part.*

Quelle mystification ! (*Haut.*) Maraud ! c'est ainsi que tu me joues. (*Il prend la canne de M. Beaumont pour en frapper Urbain. Celui-ci se fait connaître.*)

(*Tous ensemble.*)

C'est Urbain!.. c'est Urbain!..

FRONTAL, *riant.*

Il avait là un bon remplaçant.

BOSSENVILLE.

Cette scène vous a sans doute étonnés;.. mais oublions-la. J'ai amené M. Minute le notaire;.. empressons-nous de conclure le mariage.

M. BEAUMONT.

Tout beau, Monsieur; il faut à ma nièce un homme d'honneur; nous l'avons trouvé : c'est Gustave Florimont qui l'epouse.

BOSSENVILLE.

Serait-ce vrai?

M. ET M⁰ FRONTAL.

Oui, sans doute.

FRONTAL.

Nous connaissons votre conduite.

MAD. FRONTAL.

Nous n'aimons pas les fourbes et les calomniateurs.

BEAUMONT.

Ni les faiseurs d'anonymes.

BOSSENVILLE, *à part.*

Où cacher ma honte?.. (*Haut.*) Je me vengerai.

M. BEAUMONT.

Allez plutôt payer vos dettes... (*Bossenville sort.*)

FRONTAL.

Le notaire est là... Signons le contrat...

FLORIMONT.

Je veux tenir à ma promesse;... Urbain va épouser Li-sette; je me charge de sa dot... Nous ferons les deux noces à la fois.

URBAIN (à Lisette).

Je ne croyais pas le jour de mon honheur aussi rapproché.

AMÉLIE , s'avançant sur la scène.

L'auteur heureux, s'il sut vous plaire,
Dit qu'il riroit comme un bossu,
Si par vous, Messieurs du parterre,
Ce soir il etoit bien reçu.
Ayez la bosse d'indulgence;
De grâce, n'accueillez pas mal
Et le système, et la science
De mon papa monsieur Frontal.

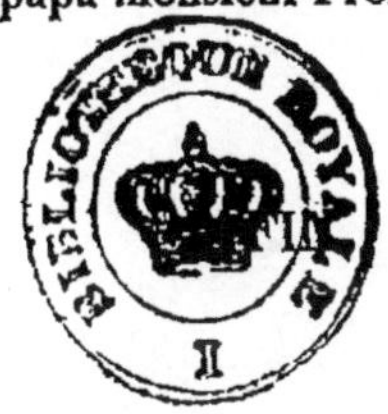

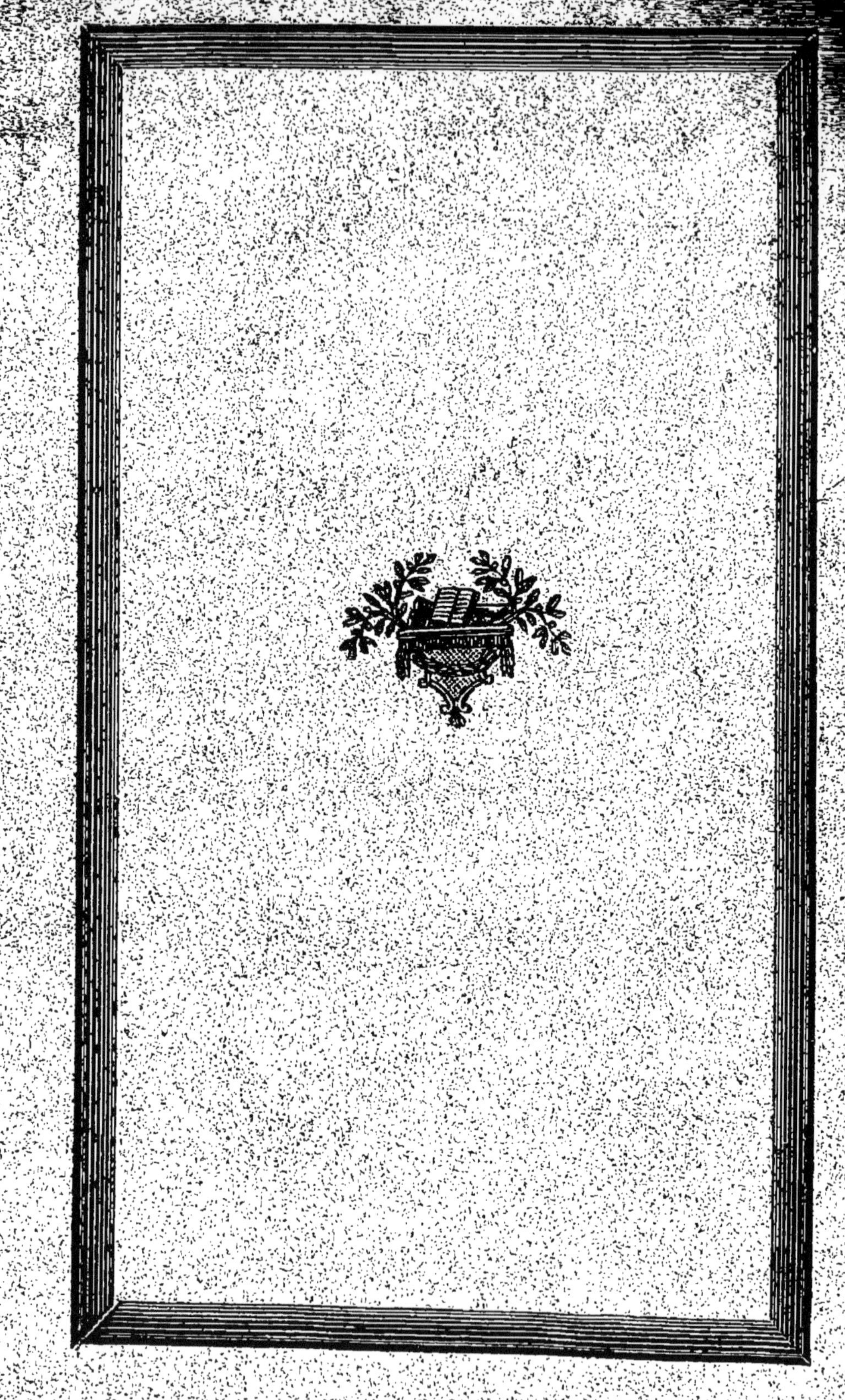

www.ingramcontent.com/pod-product-compliance
Ingram Content Group UK Ltd.
Pitfield, Milton Keynes, MK11 3LW, UK
UKHW021718130726
13696UKWH00004B/1898